DOCTEUR E. BARBIER

LES EAUX MINÉRALES DE VICHY OPPOSÉES AUX AFFECTIONS DE LA VIEILLESSE

Les affections du cœur et du cerveau sont les causes les plus fréquentes de mort chez les vieillards.

APHORISME.

PRIX : 50 CENT.

VICHY
WALLON, IMPRIMEUR-ÉDITEUR
1867

LES EAUX MINÉRALES

DE VICHY

OPPOSÉES AUX

AFFECTIONS DE LA VIEILLESSE

LES

EAUX MINÉRALES DE VICHY

OPPOSÉES AUX

AFFECTIONS DE LA VIEILLESSE

Par le Dr E. BARBIER

MÉDECIN AUX EAUX DE VICHY.

Les affections du cœur et du cerveau sont les causes les plus fréquentes de mort chez les vieillards.

APHORISME.

VICHY

A. WALLON, IMPRIMEUR-ÉDITEUR.

1867

premiers. Dans cet étrange conflit des choses humaines, un fait nous a toujours frappé : c'est de voir la science la plus étendue, la plus complexe, celle que Dieu semble céder à l'homme avec le plus de regret, comme l'apanage de sa bonté et de son omnipotence, c'est de la voir, dis-je, vulgarisée par des saltimbanques ou des ignorantins, dont les succès sont à la hauteur de l'audace. L'Individu dont les facultés s'émoussent avec l'âge en devient précisément la victime, d'autant qu'il se rattache à la vie, chez lui près de s'éteindre. Plus il fait effort pour renouer la trame de son existence, plus il devient la proie du charlatanisme, dont son intelligence usée ne saurait lui dévoiler les ficelles trop souvent inapperçues même à l'âge viril. La résultante d'un semblable aveuglement est toujours le but contraire : une mort anticipée qu'une médication normale ou *naturelle* eut pu nous faire éviter. Je souligne le mot à dessein, entendant ici faire allusion aux Eaux minérales, constituant, en effet, la médication la mieux appropriée aux maladies qui menacent la vieillesse. Arrivé à cette époque de la vie, l'homme touche au terme de sa carrière. Les sens, les fonctions intellectuelles de l'imagination tendent à s'affaiblir. Le jugement seul survit encore à cette déchéance morale imminente. Mais le temps imprime davantage son cachet sur le système musculaire. La contractilité s'opère avec lenteur, les mouvements sont plus roides et plus lents. Les articulations et leurs cartilages se rouillent insensiblement, tendent à s'ossifier même, et donnent à la démarche cet aspect caractéristique. Le squelette s'infléchit encore sous le poids de la masse du corps et la colonne vertébrale se courbe sous cette influence. On comprend que dans de telles conditions organiques les fonctions ont subi déjà les ravages du temps. La peau devient sèche, aride et presque froide aux extrémités surtout. C'est que la circulation du sang devient de moins en moins active, la circulation capillaire principalement, celle qui s'effectue à la surface. Cette importante fonction tend en effet à devenir concentrique, à s'opérer avec plus d'énergie sur les viscères qu'à la peau. Le chiffre des pulsations qui était de soixante-dix et quatre-vingts par minute, tombe actuellement à soixante. »

Pour que de semblables troubles fonctionnels se produisent, il faut que le sang perde cet équilibre physiologique qui existe dans la juste proportion de ses principes constituants. Plus riche en *fibrine* et en *sérum*, il l'est beaucoup moins en *globules rouges*, ce dont témoignent les. expériences de nos maîtres, MM. Andral et Gavarret. Aussi comprend-on que la circulation capillaire s'effectue avec moins d'activité. De là, imminence des congestions sanguines vers le cerveau et les poumons, et cela par la production de véritables *embolies* simples ou multiples survenues dans le système vasculaire du cerveau. Là réside le danger qui menace le vieillard à chaque pas en avant qu'il fait dans le sentier tortueux de la vie. On sait également que les varices, et les ulcères que l'on observe à cet âge, résultent de la lenteur qui caractérise aussi la circulation veineuse. Les fonctions nutritives enfin s'émoussent à leur tour; la digestion, l'assimilation s'opèrent plus lentement; l'une et l'autre sont moins complètes et l'on élimine davantage. On observe pourtant que, sous l'influence progressive de cette dégradation physique et morale, les fonctions assimilatrices sont les dernières à survivre et conservent longtemps encore leur énergie active. Mais la digestion, s'effectue lentement, quelquefois avec peine, et l'estomac est généralement atteint de dyspepsie. Les forces de l'organisme sont à leur tour entreprises et marchent incessamment dans une voie de décroissance successive. La vieillesse est donc une affection réelle et la pire de toutes en raison de sa tendance à envahir bientôt l'organisation toute entière.

Que si les affections du cœur et du cerveau, c'est là un fait incontestable, sont les causes les plus fréquentes de mort chez les vieillards, quelles peuvent être les conditions organiques qui y prédisposent ? Nous en trouvons, certes, les éléments dans l'exposé du tableau précédent, mais surtout dans la circulation générale et l'altération incessante que subit le sang lui-même dans ses principes constituants. L'explication en est aussi simple que rationnelle ; mais les gens du monde, dans leur aveuglement, n'en persisteront pas moins à voir chez les vieillards frappés de mort subite, des apoplexies sanguines imaginaires, résultant de l'abondance et de la trop grande richesse du liquide vital. La vieillesse, dont l'échéance varie chez les individus en raison des excès de tout genre, des affections antécédentes et de la constitution même, est un état morbide relatif dans lequel l'hématose (c'est-à-dire la formation du sang) s'opère avec une lenteur plus manifeste que dans l'âge viril. Bien que le sang soit appauvri, qu'il ait perdu une partie de ses globules rouges, et que la fibrine ou l'élément plastique y domine, on n'en persiste pas moins à considérer la mort subite comme le résultat d'une appoplexie due elle-même à l'excès d'un liquide trop abondant et trop riche. Cette idée, le contre-pied du sens commun, sollicite à saigner un vieillard, même largement, pour prévenir l'imminence d'un accident aussi grave. Et cette pratique absurde enlève au malade, avec cette soustraction intempestive, des forces irréparables.

Que de victimes exténuées froidement ont ainsi payé de leur vie cette méthode impitoyable dont la saignée fait encore aujourd'hui tous les frais ! !...

Mais ce n'est point l'excès de richesse du sang, mais bien son appauvrissement qui fait ici tout le mal. L'appoplexie, pouvant entraîner la mort du sujet, se déclare par la formation de quelque point *embolique*, c'est-à-dire d'un *coagulum* formé dans la trame vasculaire du cerveau, d'où l'obstacle à la circulation de l'organe, la congestion et la mort. Or ce point embolique un ou multiple dépend d'un sang où l'élément fibrineux domine, ce qui le rend plus plastique, et par suite plus apte à la formation d'une ou plusieurs *embolies*. La vieillesse d'ailleurs n'est-elle pas dans sa manière d'être une véritable *cachexie*, état dans lequel toute l'habitude du corps est manifestement altérée ? Or, les travaux importants de MM. Andral et Gavarret, affirme M. le professeur Trousseau, démontrent que dans toute cachexie, il y a diminution des *globules rouges* (principe vivifiant du sang) mais augmentation de la *fibrine* et du *sérum*. D'autre part, l'expérience constate, dit l'illustre professeur, que dans les cachexies le sang présente une tendance manifeste à la coagulation spontanée, laquelle est assurément due à la fibrine en excès ou à l'élément fibrinogène. Ces quelques mots résument à notre avis la nature et l'origine des causes les plus fréquentes de mort chez les vieillards, nous expliquant clairement le mécanisme suivant lequel elles se produisent.

Dans cet état général de l'organisme, comment agiront les Eaux de Vichy pour arrêter ou prévenir les accidents ultimes qui menacent la vieillesse ? Ces Eaux minérales alcalines *arsénifères* constituent, a-t-on dit, une *arme à deux tranchants*. On ne saurait les utiliser sans faire en même temps la part de leur action chimique et de leur action dynamique. L'auteur de cette belle métaphore, très-motivée d'ailleurs, n'a pas toujours été très-conséquent avec ce principe, ne considérant que l'un des tranchants, mais utilisant l'autre à son insu.

A notre avis, et nous sommes ici d'accord avec tous les praticiens sérieux, l'action dynamique dépend, au moins en partie, de la présence jusqu'ici méconnue de l'arsenic, cette substance minérale, sorte de *dynamide*, avec laquelle on a négligé de compter, mais d'où relève suffisamment l'importance thérapeutique des Eaux de Vichy.

Si la stimulation doit être, en ce cas, la condition essentielle du traitement, la modification chimique, qui s'exerce sur les humeurs doit, à son tour, être envisagée. Rester dans les bornes d'une stimulation normale, qui n'excède pas les ressorts de l'organisme, c'est la ligne de conduite rigoureuse à observer et qui permet d'éluder l'altération des humeurs inhérentes à l'action chimique. Les Eaux de Vichy constituent au premier chef une médication stimulante qui devient ensuite fondante et résolutive, pour être ultérieurement tonique. Ces propriétés incontestablement reconnues suffisent efficacement aux indications générales que soulève l'état organique qui nous occupe.

Au même titre que les goutteux, offrant, d'après l'avis judicieux de M. Petit, une tolérance spéciale pour les Eaux de Vichy, nous avons observé que la plupart des vieillards traités à l'Etablissement témoignaient relativement de cette tolérance particulière. C'est qu'en effet les Eaux minérales agissent non pas seulement en raison de leurs propriétés médicales exclusives, mais aussi des conditions de l'organisme qui en reçoit l'influence. Or, chez l'homme arrivé à cette époque de la vie, il importe de ramener d'abord au ton physiologique, autant que possible, des fonctions plus ou moins inactives, et de prévenir les accidents graves dont le sang altéré peut-être la source, les congestions vers les organes nobles de l'économie, le cœur et le cerveau; les Eaux de Vichy, comme Eaux alcalines arsénifères, répondent à cette indication capitale. Le gaz acide carbonique qu'elles renferment à l'état libre et combiné est un agent efficace de stimulation. Il réveille surtout l'atonie des fonctions digestives et sert en quelque sorte de véhicule aux principes fixes auxquels il est combiné et dont il favorise l'assimilation.

A d'autres égards, le fer combiné à l'acide carbonique et au sel de soude, tel qu'il se présente dans les sources ferrugineuses de Vichy, devient alors d'une importance évidente, pour rendre au sang altéré les principes qui lui manquent et notamment les *globules rouges* dont le chiffre tend à s'abaisser dans la vieillesse.

Notons, en passant, que les Eaux ferrugineuses, celles que nous signalons surtout, constituent dans le cas particulier le meilleur mode thérapeutique d'administration du fer, alors que tout autre serait intoléré ou inassimilé, en raison de la débilité générale de l'organisme.

Mais, lorsqu'au principe ferrugineux s'unit dans les sources minérales l'agent arsénical, l'on a dès lors une arme puissante à opposer aux troubles organiques qui menacent la vieillesse. Nous entendons surtout faire allusion aux congestions sanguines et aux maladies du cœur dont on peut, à l'aide du *traitement thermal arsénifère, éloigner le terme fatal*. En rendant, en effet, le sang plus fluide, les Eaux minérales de Vichy, eu égard à leurs principes alcalins, contribuent, non pas comme on le prétend à tort, a altérer ce liquide vital, mais à lui communiquer un mouvement plus accéléré, à activer, en un mot, sa circulation. Or, l'on comprend que la fibrine tendant à augmenter, et par suite le sang devenant trop plastique, il doive se produire chez le vieillard une tendance aux coagulations spontanées. Avec l'élément alcalin et le fer, agents efficaces dans ce cas, les Eaux de Vichy nous offrent encore l'arséniate de soude, qui contribue plus puissamment à la défibrination du liquide, en augmentant les globules rouges et rendant aux autres principes du sang leurs proportions relatives normales.

L'arsenic jouit, en effet, de la propriété d'activer l'hématose et la circulation, de rendre le sang moins plastique, considération surtout importante dans le cas qui nous occupe, et d'être par suite un tonique reconstituant des plus sûrs dans ses effets.

Tous les grands praticiens qui se sont occupés de cette question, MM. Trousseau, Frémy, Bouchut, les docteurs Sistach, Gilette, Aran, le docteur Tschudi, de Vienne, ont confirmé, dans leur pratique personnelle, cette influence de l'arsenic sur l'organisme.

Ce précieux agent est désormais jugé au point de vue de ses propriétés actives. Les ressources qu'il offre dans les Eaux minérales où il existe, communiquent à celles-ci une spécialité d'action qui vient très-utilement en aide aux forces vitales que l'âge menace de débilité ou d'inertie.

Les Eaux de Vichy constituent, à cet égard, une médication préventive de la plus haute importance. Restée jusqu'ici méconnue ou ignorée, sous ce point de vue du moins ; nous en apprécierons prochainement l'application et l'opportunité.

Alors qu'un praticien, armé de l'implacable préjugé, croit devoir, sur quelques symptômes réitérés d'apoplexie imminente, saigner un vieillard, il lui enlève ses forces vitales, il le tue.

Alors même qu'il croit devoir saigner un individu obèse, pour quelques symptômes précurseurs de même nature, il ne fait que la médecine du symptôme, la pire de toutes, parce qu'elle enlève encore au malade des forces parfois irréparables. L'obésité n'entraine pas toujours, il s'en faut, l'abondance du sang et l'apoplexie *sanguine*. Celle-ci peut néanmoins se produire dans l'un et l'autre cas, mais en raison de l'État fibrineux du liquide, de l'excès de fibrine, ou de plasticité, et non de la prédominance du sang. Chez le vieillard donc, comme chez l'homme atteint d'obésité, le danger réside non point dans le sang trop riche et trop abondant, mais au contraire dans le sang mal équilibré et où la fibrine prédomine au détriment du *sérum* et surtout des *globules rouges*. La saignée, en pareil cas, ne peut être que meurtrière, alors que quelques verres d'Eau de Vichy, à titre de traitement plus ou moins prolongé, suffiraient pour conjurer l'orage prêt à éclater. Nous n'entendons pas toutefois confirmer que l'individu obèse ne peut jamais présenter les attributs inhérents à la constitution sanguine, et n'être ainsi exposé aux dangers résultant de la surabondance du sang.

Cet exclusivisme serait dénué de raison d'être. Mais nous savons qu'en général ce n'est pas le sang qui prédomine dans l'obésité, mais le tissu graisseux, formé aux dépens des éléments de l'organisme. Il en résulte qu'alors le sang peut-être tout aussi appauvri que chez le vieillard et l'individu maigre, souvent plus exposé à l'apoplexie sanguine proprement dite. C'est que la fibrine est en excès relativement aux *globules rouges* et au *sérum* du liquide vital, cette *chair coulante*, dont la circulation est entravée dans certaines régions précisément en raison de l'état fibrineux indiqué. Dans les veines et les artères à gros calibres, le sang même *trop plastique* (ce qui provient directement de la surabondance de la fibrine) peut encore assez facilement circuler. Mais là où ce calibre devient exigü, où les artères et les veines s'entre-croisent indéfiniment, l'excès de plasticité du sang, son état fibrineux, apportent à la circulation une entrave effective, d'où peut résulter une accumulation du liquide au-delà de l'obstacle, la congestion et la mort.

Dans la vieillesse menacée par le cerveau et cœur, il importe donc de corriger, de modifier sans cesse la constitution fibrineuse du sang et d'imprimer par suite, aux grandes fonctions de l'organisme une rectitude plus normale.

En s'efforçant de suffire à cette indication capitale, ne préviendra-t-on pas ces ossifications qui se forment sur les valvules du cœur ou la crosse de l'aorte, et qui deviennent fatalement un arrêt de mort pour le vieillard? N'éloignera-t-on pas encore l'hypertrophie des cavités du cœur, cette lésion organique qui ne menace pas moins l'existence à cette époque de la vie?

Poser ces points d'interrogation, c'est les résoudre par l'affirmative. Car dans l'état actuel de la science, tout laisse à présumer que l'état fibrineux prédominant, qui caractérise le sang dans la vieillesse, est la cause au moins déterminante non seulement des *embolies* et des congestions, mais encore des ossifications valvulaires et des hypertrophies observées dans les cavités du cœur.

Pour s'opposer à ces lésions graves, les eaux minérales spéciales et en particulier les eaux alcalines de Vichy, nous semblent constituer une médication à la fois préventive et effective, la mieux appropriée, non pas seulement comme traitement alcalin, mais encore comme eaux arsénicales.

Dans cette circonstance, où il faut craindre l'action chimique pure, les propriétés diffluentes de ces eaux, nous avons l'élément arsénical dans des proportions telles que son action reconstituante et tonique sert pour ainsi dire de contrepoids à la première ou en attenue l'intensité. Des observations recueillies par tous les grands praticiens, dont nous avons invoqué précédemment l'autorité, des expériences personnelles faites à Vichy sur les malades âgés qui y ont été traités pour d'autres affections, il résulte que l'agent arsénical combiné à doses minimes aux eaux alcalines exerce sur les poumons une activité particulière. L'action vivifiante de l'oxigène sur le fluide sanguin s'opère dans de meilleures conditions, sous cette influence. Comme conséquence directe, les éléments constitutifs du sang (la *fibrine*, le *sérum* et les *globules rouges*), tendent à s'équilibrer dans leurs proportions relatives normales.

Il résulte enfin, que l'on doit attribuer à l'arsénic en général, et aux eaux minérales *arsénifères* en particulier, l'influence favorable qu'exercent celles-ci, dans les cas où il y a imminence de congestion vers le cerveau : Qu'en définitive la constitution fibrineuse du sang devenant le point de départ des lésions valvulaires et des hypertrophies du cœur dans la vieillesse, accidents fatalement mortels, on s'oppose efficacement à cet état organique par l'administration méthodique des eaux minérales à la fois *alcalines* et *arsénicales*, que Vichy représente dans toute leur intégrité. Que si, à ces propriétés, nous ajoutons celles éminemment précieuses d'être à la fois gazeuses et ferrugineuses (sources de Mesdames, des Célestins, de Lardy), nous aurons un nouvel élément de reconstitution à opposer à l'état général organique, à la diminution des globules rouges, renfermant le fer et l'hématosine ou matière animale colorante du sang.

Quant aux propriétés actives, efficaces des eaux de Vichy, partout où il existe une sorte de langueur des fonctions assimilatrices (ainsi qu'on l'observe chez le vieillard, qui élimine, avons nous dit, plus qu'il n'assimile), aussi bien que dans l'état dyspeptique du tube intestinal, symptôme aussi fréquent dans la vieillesse, ces propriétés, dis-je, sont entrées dans le domaine vulgaire tant elles ont été confirmées par l'expérience pratique des années. Mais une considération grave, importante, a trait au rétablissement des fonctions de la peau généralement inertes chez le vieillard. C'est en s'attachant à triompher de cette inertie que l'on peut espérer des résultats favorables et concluants, précisément en raison de l'étroite solidarité qui lie la grande surface gutémentaire aux autres organes de l'économie.

L'eau minérale prise à l'intérieur contribue déjà à réveiller cette surface inactive, par la stimulation générale qu'elle imprime à l'organisme. Puis les bains minéraux interviennent ensuite très-utilement dans ce sens, mais à la condition expresse que l'individu offrira toutes les conditions favorables à la réaction. Dans ce cas seulement, les bains seront régulièrement prescrits, et s'ils ne suffisent pas à l'indication à remplir, il ne faut pas craindre de recourir à l'emploi des *Eaux-mères de Vichy*, utilisées alors dans le but de sur-minéraliser le bain lui-même. Ces *Eaux-mères* sont administrées par litres (de 1 à 6 et 8) dose maximum, pour une immersion d'une heure dans une baignoire contenant déjà de l'eau minérale ordinaire. Ainsi que nous l'avons observé dans nos expériences personnelles, ces bains additionnés d'Eaux-mères (représentant ici les eaux de Vichy à un degré plus grand de concentration) ne tardent pas à produire à la peau une action irritante congestive, suivie d'effets successifs des plus utiles et qui sollicite incessamment cet organe à fonctionner.

Mais, ainsi que nous l'avons confirmé, c'est en cherchant à modifier longtemps, et à divers intervalles la constitution du vieillard par les eaux minérales, que l'on est en droit d'espérer des résultats intimes et durables.

Il est évident que ce préjugé ridicule limitant une cure thermale à vingt-et-un jours ne peut avoir ici la moindre valeur. Car pour ramener au ton physiologique des organes qui tendent incessamment à s'affaiblir, à perdre avec l'âge leur tonicité, un traitement ainsi réduit ne saurait avoir qu'une action éphémère.

Nous avons d'ailleurs constaté et signalé cette grande tolérance que présentent généralement les vieillards pour les eaux de Vichy, comme s'ils puisaient en elles, dirait-on, les forces avec la vie prête à leur échapper. Maintes fois, sur nos malades, nous avons observé des phénomènes apoplectiques imminents, ou les signes précurseurs de cet état, conjurés à la suite d'une ou plusieurs cures faites à Vichy. Les effets consécutifs des eaux minérales dissipaient, en ce cas, et pour un temps plus ou moins long, l'imminence des accidents congestifs, dont les signes avant-coureurs se produisaient assez fréquemment auparavant. Mais dans ces circonstances diverses, tout dépendant de l'état plus ou moins fibrineux du sang et de la tendance marquée de ce liquide à la plasticité, aux *embolies*, le traitement thermal était continué plus ou moins de temps, en dehors de la station.

Les eaux minérales transportées entraient en quelque sorte dans l'hygiène du malade, puis interrompues à divers intervalles et reprises ensuite; tout accident cérébral congestif, tout phénomène précurseur se dissipait à la longue. Les bains minéralisés, soit avec les sels de Vichy, soit avec les *Eaux-mères*, doivent également venir en aide au traitement interne, pour ranimer surtout les fonctions de la peau, d'une importance considérable, en ce cas, si toutes fois il ne se présente aucune contre-indication et que la réaction puisse être effective. — La médication thermale de Vichy pour être efficace, surtout à cette époque de la vie, doit être rigoureusement surveillée, et particulièrement opportune. Car si déjà des lésions fonctionnelles ou organiques se sont développées, soit du côté du cerveau, soit vers le cœur, et cela en raison de l'incurie ou de quelque aveugle méprise, ces incidents graves constituent en général des contre-indications formelles au traitement.

Mais c'est surtout à titre de médication préventive dans la *vieillesse* et l'*obésité*, que les eaux de Vichy, comme eaux *alcalines* et *arsénicales*, témoignent de leur puissante efficacité. C'est sous ce point de vue qu'on doit les considérer agissant à l'instar de cette *médecine* vraiment *étiologique;* je veux dire celle qui s'adresse à la cause déterminante du mal, ici, l'altération des principes constitutifs du sang, sa constitution *fibrinogène* ou fibrineuse. Ces documents reposant sur des faits restés jusqu'ici méconnus ou mal interprétés relèvent d'une importance qu'on ne saurait contester et ouvrent à la médecine thermale un horizon plus étendu, du moins en ce qui a trait aux accidents de la vieillesse.

Dr E. BARBIER

Médecin aux Eaux de Vichy.

Imprimerie Wallon, à Vichy.

RENSEIGNEMENTS

PROPRIÉTÉ ET CONTROLE DE L'ÉTAT

Cie
FERMIERE
DE
L'ETABLISSEMt
THERMAL
DE
VICHY

ADMINISTRATION

22, boulevart Montmartre, 22

PARIS.

LE CONTROLE DE L'ÉTAT

Est obligatoire sur les Eaux, Sels et Pastilles de l'Etablissement thermal de Vichy.

EXPÉDITION DES EAUX

Les Eaux minérales, quelle que soit leur origine, sont expédiées de Paris ou de Vichy, par caisses de 50 bouteilles ou 50 demi-bouteilles,

1° CONTRE REMBOURSEMENT,

2° OU FRANCO NET DE TOUS FRAIS.

Pour recevoir *franco*, il suffit de joindre à la demande un bon de poste ou des timbres-poste représentant le prix des Eaux rendues à domicile. On connaît ce prix facilement avec les tarifs ci-contre.

Chaque caisse de 50 bouteilles varie entre 105 et 107 kilog.

Adresser les demandes au Directeur de la Cie Fermière de l'Etablissement thermal de Vichy,

22, boulevart Montmartre, 22,

PARIS

ou à VICHY (Allier).

Les Succursales de la Compagnie vendent toutes les Eaux minérales sans exception, indiquées ci-contre.

(Voir page 25, le nom des Succursales.)

TOUTES LES EAUX MINÉRALES

SONT VENDUES PAR LA Cie DE VICHY

PRIX DE LA BOUTEILLE

EMBALLAGE FRANCO pour toutes demandes de 50 bouteilles.

Alet...............	» 85	Bicarbonatée calcique.	Aude.
Allevard	1 »	Sulfurée calcique.	Isère.
Amélie-les-Bains .	» 90	Sulfureuse.	H.-Pyrénées
Id. 1/2.......	» 80	Id.	Id.
Amphion..........	» 90	Alcaline ferrugineuse.	H.-Savoie.
Antogast..........	» 60	Alcaline gazeuse ferrug.	G.duché de B
Auteuil............	» 50	Ferrugineuse froide.	Seine.
Bagnère-de-Big...	1 »	Sulfatée calcique.	H.-Pyrénées
Bagnère-de-L. 3/4	1 25	Sulfurée sodique.	H.-Garonne
Balaruc...........	1 30	Chlorurée sodique.	Hérault.
Barèges 3/4......	1 »	Sulfureuse sodique.	H.-Pyrénées
Id. 1/2.........	» 80	Id.	Id.
Beaumes..........	» 80	Purgative.	Vaucluse.
Birmenstorff......	1 25	Purgative.	Suisse.
Bonneleau....... ..	» 75	Ferrugineuse.	Somme.
Bondonneau.......	» 80	Alcaline sulfureuse.	Drôme.
Bonnes 3/4 c.......	» 90	Sulfureuse sodique.	B.-Pyrénées
Id. 1/2	» 75	Id.	Id.
Id. 1/4	» 60	Id.	Id.
Bouillens *(Vergèze)*.	» 75	Ferrugineuse.	Gard.
Bourb.-les-Bains.	1 »	Chlorurée sodique.	H.-Marne.
Bourboule (la)	1 »	Chlorurée sodique.	P.-de-Dôme.
Bussang	» 60	Alcaline froide ferrug.	Vosges.
Bauche (la)........	» 90	Bicarbonatée hyposulfit.	Savoie.
Campagne	1 »	Ferrugineuse.	Aude.
Carlsbad..........	1 50	Saline.	Bohême.
Id. 1/2........	1 »	Id.	Id.
Cauterêts. 3/4.....	1 »	Sulfureuse thermale.	H.-Pyrénées
Id. 1/2.....	» 90	Id.	Id.
Cransac...........	1 20	Sulfatée calcique.	Aveyron.
Capvern...........	1 »	Bicarbonatée sulfatée.	H.-Pyrénées
Challes	1 25	Sulfurée iodo-bromurée.	Savoie.
Chateldon.........	» 65	Acidule (Eau de table).	P.-de-Dôme
Condillac	» 50	Id.	Drôme.
Contre- (la Souver..	» 70	Ferrugineuse froide.	Vosges.
xéville (Pavillon ...	» 75	Id.	Id.

Couzan..............	» 40	Bicarbonatée mixte.	Loire.
Desaignes (Auguste)	» 75	Bicarbonatée sodique.	Ardèche.
Id. ..... (César)	» 55	Id.	Id.
Ems.................	» 75	Bicarbonatée sodique.	Nassau.
Id. 1/2.........	» 60	Id.	Id.
Enghien...........	» 70	Sulfurée, calcaire, froide	S.-et-Oise.
Id. 1/2.........	» 60	Id.	Id.
Id. 1/4.........	» 50	Id.	Id.
Evian (Cachat)......	» 80	Alcaline froide.	Savoie.
— (Bonnevie)....	1 20		id.
Etuz................	» 90	Ferr. magn. bicarbonatée	H.-Saône.
Forges-les-Eaux..	1 »	Ferrugineuse froide.	Seine-Infér.
Friedrichshall.....	1 50	Saline purgative.	Saxe.
Id. 1/2.........	1 »	Id.	Id.
Grandrif............	» 50	Bicarbonatée calcique.	P.-de-Dôme
Guillon.............	1 »	Sulfurée calcique.	Doubs.
Griesbach..........	» 60	Calcique carbonatée.	Duché de B.
Heilbrunn..........	1 50	Saline iodurée bromurée.	Bavière.
Hombourg.........	1 »	Chlorurée sodique.	Id.
Kissingen (Bitterswass..	» 55	Saline purgative.	Id.
Kissingen Rakoczy	1 25	Chlorurée sodique.	Id.
Kissingen Id.... 1/2	1 »	Id.	Id.
Kreusnach.........	1 50	Saline.	Prusse.
Labassère 1/2.....	» 65	Sulfureuse sodique froide	H.-Pyrénées
La Malou..........	» 80	Ferrugineuse bicarbonat.	Hérault
Marienbad.........	1 50	Sulfatée sodique.	Bohême.
Marlioz............	» 80	Sulfurée sodique.	Savoie.
Miers...............	» 90	Sulfatée sodique.	Lot.
Mondorf............	» 80	Sulfatée sodique.	G. D. de Lux
Mont-Dore 1/2....	» 85	Ferrugineuse bicarbonat.	P.-de-Dôme
Id. 1/4.........	» 70	Id.	Id.
Nabias (Gazost).....	» 75	Sulfurée iodo-bromurée.	H.-Pyrénées
Nauheim...........	1 25	Chlorurée sodique.	Hesse-Elect.
Niederbrunn	1 25	Saline laxative.	Bas-Rhin.
Orezza	1 »	Ferrug. acidulée froide.	Corse.
Passy...............	» 80	Ferrugineuse froide	Seine.
Pierrefonds.........	» 70	Sulfureuse calcaire.	Oise.
Plombières	» 75	Ferrugineuse bicarbonat.	Vosges.
Pougues	» 80	Bicarbonatée calcique.	Nièvre.
Pullna..............	1 50	Saline purgative.	Bohême.
Id. 1/2.........	1 »	Id.	Id.
Passug.............	» 90	Bicarbonatée.	Suisse.
Petersthal	» 60	Ferrugineuse.	G.D.deBade
Renaison...........	» 35	Bicarbonatée mixte.	Loire.
Rippoldsau........	» 70	Ferrugineuse.	D. de Bade.
Saint-Alban	» 50	Bicarbonatée sodique.	Loire.
Saint-Christophe..	» 75	Ferrugineuse bicarbonat.	Saône-et-L.
St-Denis-lès-Blois	» 75	Ferrugineuse bicarbonat.	Loire-et-Ch
Saïdschutz	1 50	Alcaline purgative.	Bohême.
Id. 1/2.........	1 »	Id.	Id.

Saint-Galmier.....	» 40	Bicarbonatée calcaire.	Loire.
Saint-Moritz......	1 »	Ferrugineuse bicarbonat.	Suisse.
Saint-Pardoux....	» 90	Ferrugineuse froide.	Allier.
Saxon.............	1 50	Chloro-bromo-iodurée.	Suisse.
Schwalbach.......	1 25	Ferrugineuse gazeuse.	Nassau.
Schwalheim.......	» 55	Eau de table acidulée g.	Hesse-Elect
Sedlitz............	1 50	Saline purgative.	Bohême.
Id. 1/2..........	1 »	Id.	Id.
Soltz..............	» 70	Acidule gazeuse.	Nassau.
Id. 1/2..........	» 60	Id.	Id.
Sierck.............	1 »	Chlorurée sodique.	Moselle.
Soultzbach.........	» 75	Ferrugineuse froide.	Haut-Rhin.
Soulz-matt {Brun-Nessel.	» 55	Bicarbonatée sodique.	Id.
Soulz-matt {ou commun..	» 55	Id.	Id.
Spa................	» 70	Acidule ferrugineuse.	Belgique.
Uriage......... 1/2	» 60	Sodique sulfureuse.	Isère.
Id. 1/4	» 35	Id.	Id.
Vals Source Marie	» 75	Bicarbonatée sodique.	Ardèche.
Id. toutes sources.	» 80	Id.	Id.
Visoz..............	1 25	Sulfurée bitumineuse.	H.-Pyrénées
Vittel.............	» 80	Sulfatée calcique.	Vosges.
Weilbach..........	» 75	Sulfureuse froide.	Forêt-Noire
Wildegg...........	1 50	Iodo bromurée.	Suisse.

(Voir ci-contre le tarif spécial de Vichy.)

EAU MINÉRALE NATURELLE
DE
VICHY

PRIX
D'UNE CAISSE DE 50 BOUTEILLES
EXPÉDIÉE FRANCO A DOMICILE

Moins les frais de retour d'argent et les droits d'octroi

Dans tous les chefs-lieux de département et d'arrondissement.

Pour toute commande non accompagnée d'un mandat sur la Poste ou sur Paris, ou de timbres-poste, l'envoi contre remboursement est en outre grevé des frais de retour d'argent.

D. V. départ de Vichy. — D. P. départ de Paris.

AIN	D. V.
BOURG	35 50
Belley	36 50
Gex	39 »
Nantua	37 »
Trévoux	35 50

AISNE	D. P.
LAON	38 25
Château-Thierry	36 75
Saint-Quentin	38 25
Soissons	37 50
Vervins	40 25

ALLIER	D. V.
MOULINS	32 75
Gannat	32 50
Montluçon	32 50
Lapalisse	32 50

ALPES (B^ses^)	D. V.
DIGNE	43 »
Barcelonnette	50 »
Castellans	44 25
Forcalquier	42 »
Sisteron	42 25

ALPES (H^tes^)	D.	V.
GAP	40	75
Briançon	45	»
Embrun	43	75

ALPES-MAR.	D.	V.
NICE	40	50
Grasse	41	25
Puget-Théniers	»	»

ARDÈCHE	D.	V.
PRIVAS	36	75
Largentière	39	50
Tournon	35	75

ARDENNES	D.	P.
MÉZIÈRES	39	25
Rocroy	40	50
Sédan	40	»
Rethel	38	25
Vouziers	38	50

ARIÈGE	D.	V.
FOIX	41	»
Pamiers	41	»
St-Girons	41	»

AUBE	D.	V.
TROYES	37	75
Arcis-sur-Aube	38	25
Bar-sur-Aube	38	25
Bar-sur-Seine	38	»
Nogent-sur-S^ne	37	»

AUDE	D.	V.
CARCASSONNE	38	80
Castelnaudary	39	15
Limoux	39	90
Narbonne	38	45

AVEYRON	D.	V.
RODEZ	40	25
Espalion	40	75
Millau	39	50
Saint-Affrique	40	75
Villefranche	38	50

B.-DU-RHÔNE	D.	V.
MARSEILLE	37	»
Aix	38	65
Arles	39	30

CALVADOS	D.	P.
CAEN	39	»
Bayeux	39	25
Falaise	40	»
Lisieux	38	50
Pont-l'Evêque	38	50
Vire	41	50

CANTAL	D.	V.
AURILLAC	38	»
Mauriac	39	75
Murat	36	50
Saint-Flour	36	25

CHARENTE	D.	V.
ANGOULÊME	38	»
Barbezieux	39	25
Cognac	39	55
Confolens	39	25
Ruffec	37	75

CHARENTE-IN^e	D.	V.
LA ROCHELLE	40	»
Jonzac	42	»
Marennes	41	50
Rochefort	40	»
Saintes	42	50
S^t-J^n-d'Angely	41	»

Cher	D. V.
Bourges	34 50
St-Amand	34 50
Sancerre	34 75

Corrèze	D. V.
Tulle	39 25
Brives	38 25
Ussel	38 25

Corse	D. V.
Ajaccio	—
Bastia	—
Calvi	—
Corté	—
Sarténe	—

Côte-d'Or	D. V.
Dijon	37 »
Beaune	36 50
Châtillon-sur-S.	39 »
Semur	38 50

Creuse	D. V.
Guéret	35 25
Aubusson	35 50
Bourganeuf	36 50
Boussac	34 50

Côte-du-N.	D. P.
Saint-Brieuc	42 05
Dinan	42 55
Guingamp	42 50
Lannion	44 25
Loudéac	45 »

Dordogne	D. V.
Périgueux	38 »
Bergerac	39 50
Nontrond	38 75
Ribérac	39 25
Sarlat	39 75

Doubs	D. V.
Besançon	38 »
Beaume-les-Des.	38 »
Montbéliard	39 »
Pontarlier	38 50

Drôme	D. V.
Valence	36 »
Die	38 75
Montélimar	36 25
Nyons	39 »

Eure	D. P.
Evreux	37 75
Les Andelys	37 »
Bernay	37 75
Louviers	37 75
Pont-Audemer	38 75

Eure-et-L.	D. P.
Chartres	38 50
Châteaudun	41 »
Nogent-le-R.	37 50
Dreux	39 25

Finistère	D. P.
Quimper	42 75
Brest	42 75
Chateaulin	43 25
Morlaix	42 »
Quimperlé	42 25

Gard	D. V.
Nimes	38 25
Alais	38 25
Uzès	39 50
Le Vigan	40 50

Garonne (H)	D.	V.
Toulouse.....	38	50
Muret.........	40	50
St-Gaudens....	41	25
Villefranche...	38	50

Gers	D.	V.
Auch.........	40	»
Condom.......	40	»
Lectoure......	40	»
Lombez.......	41	»
Mirande.......	41	»

Gironde	D.	V.
Bordeaux.....	38	»
Bazas.........	39	50
Blaye.........	39	75
Lesparre......	41	50
Libourne......	37	75
La Réole......	38	75

Hérault	D.	V.
Montpellier..	38	25
Béziers........	38	75
Lodève........	39	50
St-Pons.......	40	50

Ille-et-Vil.	D.	V.
Rennes........	39	»
St-Malo.......	39	25
Fougères......	39	75
Redon.........	40	75
Montfort......	39	50
Vitré.........	38	75

Indre	D.	V.
Chateauroux..	35	75
Leblanc.......	37	25
Issoudun......	35	25
La Châtre.....	37	50

Indre-et-L.	D.	V.
Tours........	37	25
Chinon........	38	50
Loches........	39	»

Isère	D.	V.
Grenoble.....	36	75
St-Marcellin...	36	50
La Tonr-du-Pin.	35	75
Vienne........	35	»

Jura	D.	V.
Lons-le-Saulr.	36	50
Dôle..........	37	25
Poligny.......	37	»
St-Claude.....	38	75

Landes	D.	V.
Mont-de-Marn.	39	»
Dax..........	41	»
St-Sever.......	39	50

Loir-et-Cher	D.	V.
Blois.........	37	»
Romorantin....	35	75
Vendôme......	37	75

Loire	D.	V.
Saint-Etienne.	34	50
Montbrison....	34	25
Roanne.......	33	25

Haute-Loire	D.	V.
Le Puy.......	37	25
Brioude.......	34	25
Issingeaux.....	37	25

LOIRE-INF.	D.	V.
NANTES	39	»
Savenay	39	50
Châteaubriant	41	»
Ancenis	39	»
Paimbœuf	41	»

LOIRET	D.	V.
ORLÉANS	36	»
Gien	35	25
Montargis	35	75
Pithiviers	37	50

LOT	D.	V.
CAHORS	39	75
Figeac	38	25
Gourdon	40	25

LOT-ET-GAR.	D.	V.
AGEN	38	»
Marmande	39	»
Nérac	39	»
Villeneuve-s-Lt.	38	50

LOZÈRE	D.	V.
MENDE	40	»
Florac	43	»
Marvejols	39	»

MAINE-ET-L.	D.	V.
ANGERS	38	50
Beaugé	39	50
Cholet	40	25
Saumur	38	»
Segré	40	25

MANCHE	D.	P.
SAINT-LÔ	40	»
Valognes	40	25
Cherbourg	41	25

MANCHE (*suite*)		
Coutances	41	25
Avranches	42	50
Mortain	41	75

MARNE	D.	P.
CHALONS-SUR-M	37	75
Epernay	37	50
Reims	38	75
Ste-Menehould	39	»
Vitry-le-Franças.	38	25

H.-MARNE	D.	V.
CHAUMONT	38	50
Langres	38	50
Vassy	40	»

MAYENNE	D.	V.
LAVAL	38	50
Château-Gontr.	39	75
Mayenne	39	»

MEURTHE	D.	V.
NANCY	40	»
Toul	40	25
Château-Salins	»	»
Sarrebourg	40	50
Lunéville	40	»

MEUSE	D.	P.
BAR-LE-DUC	38	50
Commercy	38	75
Montmédy	39	25
Verdun	40	75

MORBIHAN	D.	V.
VANNES	40	»
Lorient	40	»
Ploërmel	41	75
Napoléonville	42	»

Moselle	D. P.
Metz	10 50
Briey	12 25
Thionville	10 25
Sarreguemines	11 25

Nièvre	D. V.
Nevers	33 75
Château-Chinon	37 25
Clamecy	36 »
Cosne	34 75

Nord	D. P.
Lille	39 75
Avesnes	39 75
Cambrai	39 »
Douai	39 »
Dunkerque	39 75
Hazebrouck	39 50
Valenciennes	39 50

Oise	D. P.
Beauvais	37 50
Clermont	37 35
Compiègne	37 30
Senlis	37 15

Orne	D. P.
Alençon	39 »
Argentan	39 »
Domfront	40 75
Mortagne	39 »

Pas-de-Calais	D. P.
Arras	39 »
Béthune	39 50
Boulogne	39 50
Calais	39 75
Montreuil	39 50
Saint-Omer	40 50
Saint-Pol	40 75

Puy-de-Dôme	D. V
Clermont-F^{d}	33 »
Ambert	36 »
Issoire	33 50
Riom	32 75
Thiers	33 50

B.-Pyrénées	D. V.
Pau	40 25
Bayonne	41 25
Mauléon	41 75
Oloron	41 25
Orthez	40 »

H.-Pyrénées.	D. V.
Tarbes	40 »
Argelès	41 25
Bagnères-de-B^{e}	41 50

Pyrénées-O.	D. V.
Perpignan	40 25
Céret	41 50
Prades	41 75

Bas-Hhin	D. V.
Strasbourg	41 50
Saverne	41 50
Schelestat	41 »
Wissembourg	41 50

Haut-Rhin	D. V.
Colmar	40 »
Belfort	38 25
Mulhouse	40 »

RHONE	D. V.
LYON..........	35 »
Villefranche...	35 25
H.-SAONE	**D. V.**
VESOUL........	37 75
Gray..........	36 50
Lure..........	38 »
S.-ET-LOIRE	**D. V.**
MACON........	35 »
Autun........	37 50
Châlon-sur-Sne.	36 »
Charolles......	37 50
Louhans......	37 »
SARTHE	**D. V.**
LE MANS......	38 75
La Flèche.....	40 »
Mamers.......	40 50
Saint-Calais....	40 50
SAVOIE	**D. V.**
CHAMBÉRY.....	37 25
Albertville.....	38 »
Moutiers......	39 »
St-Jean-de-Me..	38 »
H.-SAVOIE	**D. V.**
ANNECY.......	38 »
Bonneville.....	40 »
St-Julien.....	42 »
Thonon.......	41 75
SEINE	**D. P.**
PARIS.........	35 »
St-Denis......	36 50
Sceaux.......	36 50
SEINE-ET-M.	**D. V.**
MELUN........	37 »
Coulommiers...	36 25
Fontainebleau..	36 75
Meaux........	36 »
Provins........	37 25
SEINE-ET-OISE	**D. P.**
VERSAILLES....	36 35
Mantes........	36 75
Pontoise.......	37 »
Corbeil........	36 60
Etampes.......	36 85
Rambouillet...	36 75
SEINE-INF.	**D. V.**
ROUEN........	37 »
Dieppe........	38 50
Le Hâvre......	39 75
Neufchâtel.....	39 »
Yvetot........	40 »
DEUX-SÈVRES	**D. V.**
NIORT.........	40 »
Bressuire......	40 50
Melle.........	40 50
Parthenay.....	40 50
SOMME	**D. P.**
AMIENS........	37 75
Abbeville......	38 50
Doullens.......	39 75
Montdidier.....	37 50
Péronne.......	39 25
TARN	**D. V.**
ALBY..........	41 50
Castres........	40 75
Gaillac........	41 25
Lavaur........	42 25

TARN-ET-Gᵉ	D.	V.
MONTAUBAN....	39	»
Castel-Sarrasin.	39	»
Moissac.......	39	»
VAR	**D.**	**V.**
DRAGUIGNAN...	40	45
Brignoles......	40	15
Toulon........	39	10
VAUCLUSE	**D.**	**V.**
AVIGNON......	37	50
Apt..........	40	»
Carpentras....	38	»
Orange........	37	»
VENDÉE	**D.**	**V.**
NAPOLÉON-V...	43	»
Fontenay......	42	»
Les Sables-d'O.	43	50
VIENNE	**D.**	**V.**
POITIERS......	38	75
Châtellerault...	38	25

VIENNE (*suite*)		
Civray.........	39	75
Loudun.......	38	50
Montmorillon..	39	50
VIENNE (Hᵗᵉ)	**D.**	**V.**
LIMOGES.......	36	50
Bellac.........	38	75
Rochechouart..	41	50
Saint-Yrieix...	37	75
VOSGES	**D.**	**V.**
EPINAL........	39	»
Mirecourt.	40	25
Neufchâteau...	40	»
Remiremont. ..	39	25
Saint-Dié......	40	»
YONNE	**D.**	**V.**
AUXERRE......	38	25
Avallon.	37	75
Sens..........	37	25
Joigny........	37	75
Tonnerre......	38	50

PRODUITS

EXTRAITS DES EAUX MINÉRALES DE VICHY

SOUS LE

CONTROLE DE L'ÉTAT

PRIX :

		fr.	c.
Sels pour Bains de Vichy chez soi			
Rouleau................	250 grammes.	1	»

Franco de port et d'emballage par 20 rouleaux, En France.

Sels pour Boisson artificielle de Vichy

Flacons grès (500 grammes).............		5	»
Boite de 50 Paquets................		5	»

(chaque paquet pour un litre d'eau)..

Pastilles digestives.

1/2 Boite................	70 grammes.	1	»
Boite................	140 —	2	»
Boite................	500 —	5	»

La boîte de 500 grammes s'envoie *franco* dans toute la France.

ADMINISTRAT. DE LA Cie FERMIÈRE DE L'ÉTABLIS. THERMAL DE VICHY
22, Boulevart Montmartre, PARIS.

VICHY CHEZ SOI

L'Etablissement thermal est ouvert toute l'année, mais tout le monde ne peut venir à Vichy : santé, distance, affaires, dépenses, autant d'obstacle. L'Etablissement thermal a cherché à remplacer à distance le traitement.

Voici le moyen : Elle extrait des Eaux, sous la **Surveillance** et le **Contrôle de l'Etat**, tous les Sels solubles auxquels les eaux minérales doivent leurs propriétés. Ces sels servent à préparer des bains.

Cette extraction a lieu aux Sources mêmes.

L'usage simultané de ces bains avec l'eau minérale naturelle en boisson peut remplacer le traitement de Vichy, sous la direction d'un médecin, mais le traitement sur place est toujours préférable.

Ces Sels se trouvent dans les Succursales et dépôts de la Compagnie concessionnaire, et chez les principaux pharmaciens.

Ils se vendent en rouleaux de 1 fr., contenant 250 grammes, c'est-à-dire la même quantité de sels que dans un bain ordinaire de Vichy, de 250 à 300 litres environ.

Franc de port et d'emballage par 20 rouleaux à la fois, pour toute la France.

Les Sels de Vichy extraits des Eaux sous le CONTROLE DE L'ETAT sont employés aujourd'hui de préférence au bicarbonate de soude du commerce.

Se défier des contrefaçons ou produits similaires et exiger le

CONTROLE DE L'ETAT

Ces Sels n'attaquent point l'étamage des baignoires.

Le Bain se prépare à la température ordinaire.

LES PERSONNES QUI BOIVENT L'EAU NATURELLE DE VICHY IGNORENT SOUVENT

qu'il n'est pas indifférent de boire de telle ou telle source, car une source indiquée dans une maladie peut être contraire ou nuisible dans une autre.
Il faut donc bien spécifier le nom de la Source.

Application générale des Sources :

GRANDE-GRILLE (42°). Engorgement du foie et de la rate, obstructions viscérales, calculs biliaires, etc.

HOPITAL (31°). Affections des voies digestives, pesanteur d'estomac, digestion difficile, inappétence, gastralgie, dyspepsie. — Convient aux malades délicats.

CÉLESTINS (14°). Affections des reins, de la vessie, gravelle, calculs urinaires, goutte, diabète, albuminurie.

HAUTERIVE (15°). Prescrite comme l'eau des Célestins. Souveraine contre les affections des reins, de la vessie contre la gravelle, les calculs urinaires, la goutte, le diabète, l'albuminurie.

Cette source est la plus propre à remplacer à distance l'eau de Vichy qui ne peut être prise sur place, et se consomme souvent comme eau de table.

MESDAMES (16°), TRÈS-FERRUGINEUSE. Flueurs blanches, convalescences difficiles, adynamie. Elle convient aux tempéraments nerveux, qui ont besoin tout à la fois d'une médication fortifiante et sédative.

PUITS-CHOMEL (45°). Prescrite plus spécialement aux personnes qui ayant besoin de faire usage de l'eau de Vichy sont atteintes de catarrhe pulmonaire, ou simplement de susceptibilité des organes respiratoires.

L'expérience démontre que sous l'influence de certaines conditions de sexe, d'âge et de constitution, les Sources peuvent quelquefois se suppléer utilement; aussi, dans leur emploi comme dans leur usage, la direction d'un médecin est-elle indispensable.

PARIS 35 FR. La Caisse de 50 bouteilles. **VICHY 30 FR.**

3 fr. de moins pour les caisses de demi-bouteilles.

TIRE-BOUCHON

POUR LE DÉBOUCHAGE

DES

BOUTEILLES D'EAU MINÉRALE

Prix : 5 francs.

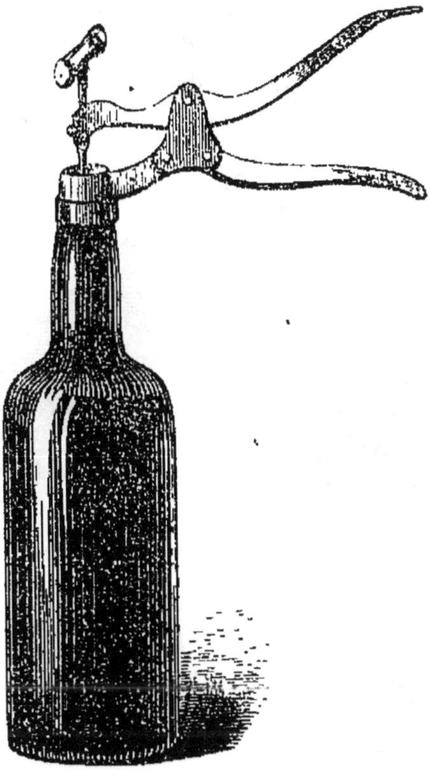

La perfection dans le bouchage est une des conditions essentielles de la conservation des Eaux minérales transportées ; mais la conséquence des précautions prises est un débouchage souvent presque impossible.

Les difficultés sont évitées au moyen de ce facile instrument qui consiste en un levier s'ajustant au Tire-Bouchon et prenant son point d'appui sur le goulot. Avec une très-légère pression de la main, le bouchon s'enlève sans effort et sans secousse, et les dépôts ou les gaz ne sont pas mis en mouvement.

Ce Tire-Bouchon s'expédie sur demande dans les caisses d'Eau minérale ou par la Poste, moyennant l'envoi du prix en un mandat ou en timbres-poste.

ADMINISTRAT. DE LA Cie FERMIÈRE DE L'ÉTABLIS. THERMAL DE VICHY

22, Boulevard Montmartre, PARIS.

AVIS

Chaque bouteille d'Eau expédiée est revêtue d'une capsule en étain indiquant le nom de la source et le millésime de l'année du puisement ; d'une étiquette portant la vignette de l'établissement thermal. et imprimé dans le papier :

PROPRIÉTÉ ET CONTROLE DE L'ETAT

Le poids de la Caisse de 50 Bouteilles est de 105 à 107 kil.

Les eaux pour boisson sont puisées, mises en bouteilles, bouchées, scellées et expédiées par les concessionnaires, sous la surveillance du Gouvernement.

(Loi de concession de l'Etablissement thermal de Vichy, 1853)

L'EMBALLAGE DES EAUX EST FRANCO

Pour 50 bouteilles ou demi-bouteilles

Il se paie au-dessous.

La Compagnie a adopté depuis peu un emballage spécial en usage à Cognac et sur les bords du Rhin ; il est composé d'enveloppes en paille tressée. Ces enveloppes ont l'avantage de pouvoir être utilisées pour les usages domestiques et diminuent le poids de la caisse. **1 fr. de plus par caisse.**

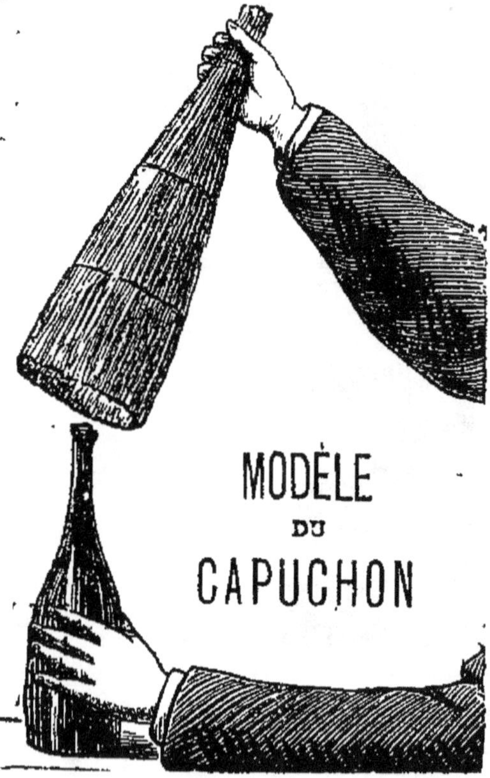
MODÈLE
DU
CAPUCHON

PRIX

DE LA CAISSE DE 50 BOUTEILLES D'EAU MINÉRALE

DE VICHY

DANS

LES SUCCURSALES & DÉPOTS SPÉCIAUX DE LA COMPAGNIE, EN FRANCE

DÉPOTS PARIS :	22, boulevart Montmartre.... 12, rue des Francs-Bourgeois.	35 F.

Paris, 187, rue Saint-Honoré............	34	»
Lyon, 5, place des Célestins...............	32	50
— quai de la Charité, 38...............	32	50
Strasbourg, 37, faubourg de Saverne...	38	»
Marseille, 9, rue Paradis..............	37	»
Nantes, 10, rue du Calvaire............	38	»
Bordeaux, 84, rue Trésorerie..........	38	»
Toulouse, 10, rue Malaret..............	40	»
Rennes, 5, quai Châteaubriand..........	40	»
Dijon, 4, rue Bannelier................	36	50
Brest, 48, quai de la Rampe............	44	»
Besançon, 42, Grand'Rue	36	50
Montpellier, pl. des Etats du Languedoc.	38	»
Hâvre, 17, Grand-Quai................	38	»
Vichy, à l'Etablissement thermal..........	30	»
Rochefort, 27, rue St-Hubert...........	38	»
Troyes, 6, rue des Trois-Têtes...........	36	»
Metz, 39, place de Chambre..............	37	»
Nice, 7, quai Masséna.................	40	»
Châlons-sur-Saône, r. du Port Villiers	40	»

Les caisses de demi-bouteilles coûtent 5 francs de moins. (Voir page 15)

LE CONTROLE DE L'ÉTAT

Sur les produits de Vichy a pour objet de surveiller l'évaporation des Eaux et de certifier que tous les Sels pour **Bains** et **Boisson**, et ceux servant à la fabrication des **Pastilles digestives**, employés par l'Etablissement thermal, sont réellement extraits des sources sous la Surveillance de l'Etat.

(Arrêté ministériel du 17 mars 1857).

FAC-SIMILE

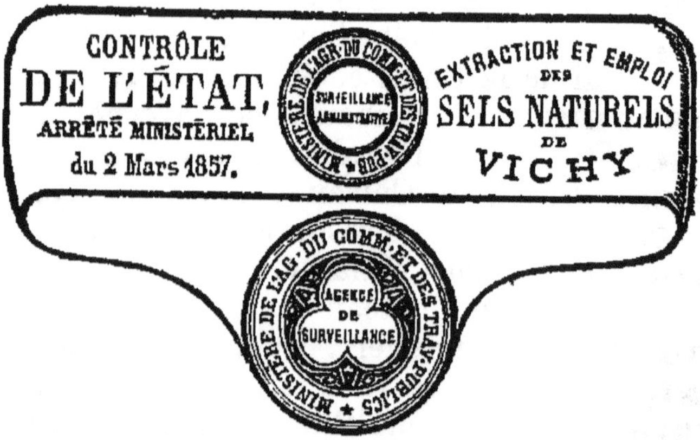

Le signe du **Contrôle de l'Etat** *est une bande blanche filigranée avec cachet noir. — Elle est réunie par l'estampille* **(Agence)** *imprimée en rouge.*

LA BANDE et **LE CACHET DU CONTROLE** sont sur les Produits, comme **LA CAPSULE** sur la bouteille, la garantie offerte par l'Etat au public, contre **LES PRÉPARATIONS ARTIFICIELLES**, dites de **VICHY.**

CHLOROSE, ANÉMIE.

SPA

POUHON
PRINCE DE CONDÉ

EAU MINÉRALE FERRUGINEUSE
PAR EXCELLENCE

SE TROUVE A PARIS

22, BOULEVART MONTMARTRE, 22

ET DANS TOUTES LES SUCCURSALES DE LA COMPAGNIE
DE L'ÉTABLISSEMENT THERMAL DE VICHY.

(Voir page 20.)

ET CHEZ SHALTIN-PIERRY & Cie, A SPA

Qui envoient gratuitement toutes les Notices et Prospectus.

CONTRÉXEVILLE

SOURCE DE LA SOUVERAINE

Traitement de la Gravelle & du Catarrhe vésical.

CHATELDON

SOURCE DESBREST

Eau minérale de Table digestive par excellence

NABIAS

Eau sulfurée iodo-bromurée.

Maladies de Poitrine.

ALET

(AUDE)

Eau minérale bicarbonatée mixte, gazeuse, arsénicale magnésienne.

AVIS

MM. les Marchands d'Eaux minérales, Droguistes, Pharmaciens ou Négociants qui désirent se mettre en rapport direct avec la Compagnie de Vichy, pour la fourniture des Eaux de Vichy et des autres sources françaises, doivent écrire au Directeur de la Compagnie, ainsi que pour les réclamations ou renseignements,

PARIS

22, BOULEVARD MONTMARTRE, 22

Les Prix-Courants sont envoyés tous les trois mois. Les intéressés qui ne les reçoivent pas sont priés de les réclamer à la Compagnie.

80

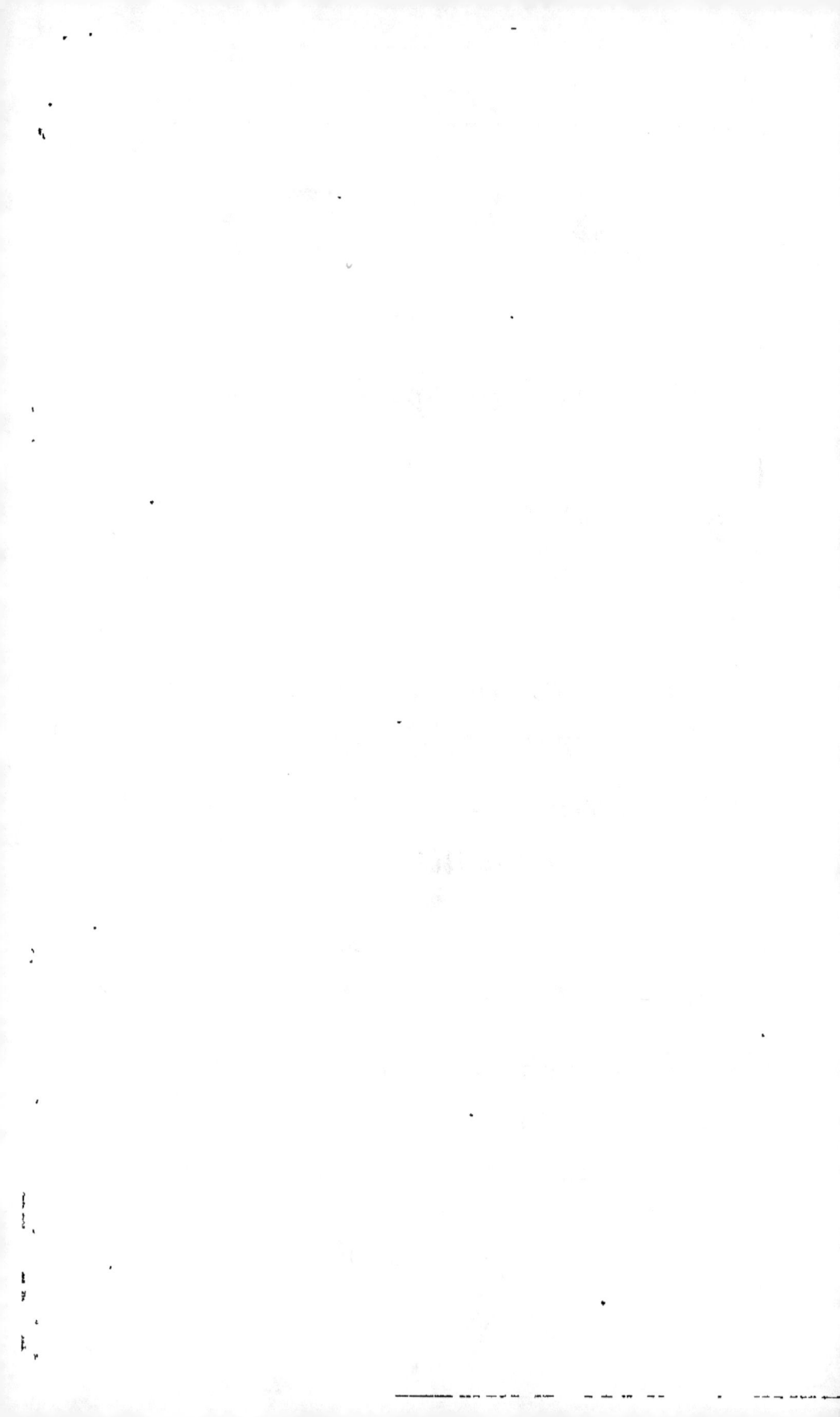

www.ingramcontent.com/pod-product-compliance
Lightning Source LLC
Chambersburg PA
CBHW071752200326
41520CB00013BA/3229
9782011260338